AF589688

LES FUNESTES EFFETS DE LA VERTU DE CHASTETÉ DANS LES PRÊTRES, OU MÉMOIRE DE M. BLANCHET,

Curé de Cours, près la Réole, en Guyenne, avec des Observations Médicales;

SUIVI d'une Adresse envoyée à l'Assemblée Nationale, le 12 Juin 1790.

Dédié aux amis des bonnes mœurs, & distribué *gratis* au Clergé séculier & régulier des deux sexes.

Noli altum sapere.

A PARIS,

De l'Imprimerie de l'Abbé de S. Pierre, l'an deuxième de la régénération Française.

Et se trouve chez tous les Marchands de Nouveautés.

1791.

AVERTISSEMENT.

LE grand œuvre de la Conſtitution civile du Clergé étant heureuſement conſommé, il me ſemble qu'il n'eſt point déplacé de faire revenir ſur la ſcène la fameuſe queſtion du Mariage des Prêtres, agitée déjà dans l'Aſſemblée Nationale. Les excellens ouvrages que cette diſcuſſion à faits éclore de la plume de nos ſavans, ont jetté une lumière ſi vive ſur cette matière, qu'il reſte peu maintenant à faire pour ſavoir à quoi s'en tenir, & décider d'une manière ou d'autre.

Je crois donc rendre ſervice au public en lui faiſant part d'un mémoire d'un trop vertueux curé qui m'eſt tombé dans les mains, ainſi que d'une adreſſe latine d'un eccléſiaſtique, ami des bonnes mœurs, envoyée à l'Aſſemblée Nationale l'année dernière ; il verra à combien de maux eſt expoſé le célibataire vertueux, enchaîné par devoir à la pratique d'une vertu au-dessus des forces humaines. Heureux si cet ouvrage, médité profondément, pouvoit opérer le bien que l'on en attend !

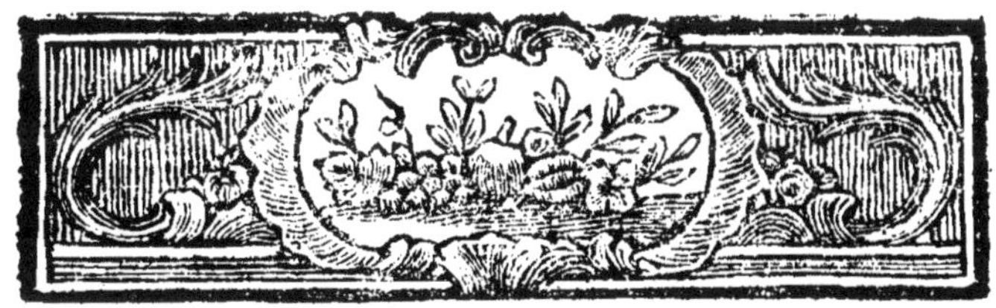

RELATION

D'une MALADIE *singuliere arrivée à M.* BLANCHET, *Curé de Cours, près la Réole en Guyenne, pour avoir gardé une continence trop parfaite;*

Écrite par lui-même.

JE ne puis donner au lecteur une idée juste, un détail plus exact de l'étonnante crise, du singulier Phénomène que j'offre à son attention, qu'en remontant plus haut, pour lui apprendre quelque chose de mon tempérament, de mon régime & de mon éducation, tant familière que religieuse, qui furent les les principales causes qui les amenèrent.

Je naquis de parens jeunes & robustes; un germe bien conditionné, versé dans le sein d'une mère saine & amoureuse, s'y échauffa & s'y développa dans toute la force & dans toute l'énergie de la nature. Au bout de neuf mois, je passai de son sein entre ses bras pour y être nourri de son lait : cette nourriture donna à mes membres, à mes organes, un prompt accroissement, & à mon tempérament une constitution vigoureuse ; j'acquis une santé parfaite. Les ris, les jeux, les plaisirs furent le cortège inséparable de mon berceau : je ne sentis rien des langueurs, des infirmités qui ont coutume de retarder le premier âge, & je semblai échappé aux malédictions portées en commun contre tous les enfans d'Adam. Ces heureuses dispositions hâterent mon tempérament, & sa précocité ne tarda guère à me faire ressentir vivement l'inclination pour le sexe, qui dans la plupart des sujets est plus long-tems retardée. Je n'avois pas encore onze ans, lorsque quelques objets de ce genre s'étant offerts à moi, par hasard, firent sur mes yeux & mon imagination, une impression si vive, qu'entraîné par leurs charmes, mon ame sensible m'abandonna, & s'envola vers eux : *ut vidi, ut perii, ut me malus abstulit error !*

J'aurois sans doute infailliblement suivi l'attrait secret du plaisir qui m'entraînoit, puisqu'il n'est point d'âge moins fait que celui-là, pour résister à une loi qui nous captive tous, ou pour mettre des mesures à une passion qui n'en connoît point ; mais prévenu, par les leçons de mes parens qui me destinoient à l'état ecclésiastique, & m'avoient fait entrevoir cette inclination comme criminelle, j'hésitai ; ce combat est l'époque de tous mes maux, la cause de tous mes malheurs : ce n'est pas que je veuille dire qu'il m'eût été avantageux de suivre l'impulsion de l'amour, à un âge aussi tendre ; mais mes parens auroient dû m'en éloigner autrement que par une erreur. Ils auroient dû intéresser ma curiosité, occuper l'activité de mon esprit, qui étoit extrême, par des études utiles ; dompter la fougue, & la force de mon tempérament, par des travaux pénibles; m'amener, s'il eût été possible, à cette maturité & perfection d'âge, avant lesquelles il n'étoit point permis aux Germains d'approcher des femmes; à ce point auquel le père de Montaigne parvint intègre, quoiqu'élévé parmi la licence des armes. Mais faute de cette éducation, l'inclination naturelle me ramena bientôt vers les objets qui avoient fait sur moi cette première & si vive impression : alors mon ame partagée entr'eux, & les remords d'une conscience alarmée par l'idée du crime, devint flottante, incertaine, & ne pouvant plus tenir à un état si violent, je pris le parti de m'ouvrir à mon père. Celui-ci, plus occupé de son état que du mien, de sa fortune que de mon bonheur ou plutôt, je lui dois cette justice, le cherchant, où je ne devois pas le trouver, m'exposa la modicité de sa fortune, le nombre de ses enfans, m'étala les richesses & les avantages de l'état ecclésiastique, où m'attendoient deux oncles pour me faire part de leurs biens. Me voyant insensible à tous ces motifs, il me prit entre ses bras, & m'embrassa tendrement, me conjura de ne pas me refuser à un état qui devoit donner du pain à moi, à lui, & à mes frères. Savoit-il cependant, ce père infortuné, les maux qu'il se préparoit, à moi, & à toute sa famille? avoit-il prévu que la force de l'inclination qui, dans ce moment, cédoit à l'amour paternel, ou que la fougue presqu'invincible de mon tempérament, qui dans la suite céda à l'amour de la vertu & de l'estime publique, dussent m'amener à une maladie, la plus affreuse qu'ait peut-être jamais éprouvée la nature humaine, à une aliénation d'esprit qui balança long-tems ma perte irrévocable ? je l'ai vu, ce tendre & trop sensible pere, hélas ! pourrai-je soutenir son image ! . . . . Mais elle s'offre à moi avec trop d'importunité, pour ne pas trouver ici sa place ; je l'ai vu étonné, surpris, immobile au triste spectacle que lui offroit un de ses enfans, qu'une trop rigoureuse continence avoit conduit à l'aliénation d'esprit, exprimer les sentimens de la douleur la plus vive, le reproche trop amer qu'il se faisoit d'une faute qui étoit bien plus à mettre sur le compte de la société & de la religion que sur le sien, mais qui flétrissoit sa vie, & abrégeoit ses jours ; je l'ai vu descendre dans le tombeau, avant d'avoir fourni la moitié de sa carriere. Cependant dans le temps dont je parle, mon cœur attendri, & gagné par ses caresses, s'offrit à lui comme une cire molle, pour recevoir la forme qu'il vouloit lui donner : ma vocation à l'état ecclésiastique fût donc décidée, &, dès ce moment, je formai la résolution ferme, constante & invincible, de combattre l'inclination naturelle. Ciel ! quelle entreprise ! Celle de ces fiers mortels qui, entassant les montagnes les unes sur les autres, conçurent le dessein d'escalader le ciel, ne lui est pas comparable. Quelle carriere s'ouvrit sous mes pas ! Ma conscience m'est témoin que si j'étois à recommencer, après avoir épuisé les travaux d'Hercule, y joignant l'entreprise de Bellerophon, j'aimerois mieux entrer tout vivant dans la gueule de la chimere, que de fournir de nouveau une tâche qui, pendant si long-temps, m'offrit successivement les travaux des Euménides, le supplice de Sisyphe, & les tourmens de Tythie. Le foye de celui-ci, toujours renaissant, mais toujours rongé, fut l'image vivante & trop sensible d'une inclination toujours active, & toujours combattue. Mes comparaiſons n'auront rien d'outré, rien d'emphatique, pour quiconque aura éprouvé combien il eſt doux de céder aux charmes de l'inclination naturelle, & combien il eſt dur de toujours y réſiſter : *quiſquis aut dulces aut amaros experietur amores.* Or, voici comment je fournis cette pénible carriere.

Je commençai par élever deux remparts ; l'un, étayé ſur la crainte & le reſpect d'un Dieu toujours préſent, d'une conſcience tendre & timorée qui s'oppoſoit à toutes les penſées, à tous les déſirs & les ſentimens les plus ſecrets ; & l'autre, fondé ſur l'eſtime publique qui m'éloignoit de tout entretien, de toute converſation & recherche des perſonnes du ſexe. Contre ces deux remparts, ou plutôt contre ces deux écueils, venoit conſtamment ſe briſer l'effort d'un tempérament terrible ; de la violence de celui-ci, de la réſiſtance de celui-là, réſultoit un choc, une ſecouſſe continuelle, qui étonnoient mon ame, & la déconcertoient ; à la vue du péril, dans la crainte du naufrage, je réclamai un guide & un pilote. Mon choix tomba ſur un vieux prêtre en qui les paſſions étoient éteintes par l'âge, ou qui peut-être n'en ayant jamais eu de fortes, ne ſe trouvoit que celle d'élever de jeunes eccléſiaſtiques à l'état célibataire : pas moins jaloux de cette miſſion que l'étoient les Phariſiens de former des proſélites à la loi de Moïſe, comme eux, il auroit volontiers parcouru la terre & la mer pour faire des *enfans de la Géhenne* : il fut donc charmé d'en voir un ſe préſenter de lui-même & de la meilleure volonté du monde. Ma premiere démarche fut de lui ouvrir mon cœur ; je ne lui laiſſai pas ignorer combien la force & la lubricité de mon tempérament répugnoient à la pratique de la continence ; mais cette difficulté & cette répugnance, au lieu de l'arrêter, ne firent qu'exciter son zele ; l'opposition de l'inclination naturelle avec la continence de la chair, disoit il, avec la grace, formoit à ses yeux le plus beau contraste. J'allois, selon lui, soutenir un combat qui intéresseroit le ciel ; j'allois fixer l'attention de Dieu & de toute la cour céleste ; remporter des victoires auxquelles il s'associoit sans doute, comme Patrocle à celles d'Achille ; j'allois enfin gagner une couronne de gloire & d'immortalité. Guide aveugle ! Il ne voyoit pas qu'il ne peut y avoir de contradiction entre la nature & la grace ; que celle-ci suppose toujours celle là, la soutient, la ménage, l'épure & la perfectionne, mais ne la détruit jamais ! cependant, victime de l'ignorance de mon directeur, de ma crédulité, j'entrai dans ses vues ; la grandeur des difficultés ne fit qu'échauffer mon imagination & mon courage, dans un âge auquel on ne mesure guere le mérite d'une action que par la difficulté qu'il y a de l'exécuter.

Le zélé directeur ne manqua pas de me parler de la chûte du premier homme, du poison qui, s'étant glissé dans le germe de la génération, avoit passé à la postérité, & avoit corrompu tous les individus de l'espece humaine, qui depuis n'avoit pu exercer l'acte de la génération, sans se sentir échauffé de l'ardeur d'une concupiscence criminelle à laquelle je ne devois jamais me laisser aller : il eût soin d'y joindre le portrait d'un Dieu terrible, d'un Dieu jaloux qui, sondant le fond de mon cœur, en pénetroit tous les mouvemens. Saisi, épouvanté par l'idée d'un Dieu si présent, je me décidai à ne rien me permettre qui put lui déplaire, & ne me permis d'exprimer aucun désir, nul mouvement qui eût trait à l'inclination naturelle. Je captivai mes regards, & ne les fixai jamais sur aucune personne du sexe : j'imposai la même retenue à tous mes autres sens ; cependant le besoin, prévalant contre tous mes efforts, offroit continuellement à mon imagination des objets destinés à la satisfaire. Or, de ces deux chocs, de l'inclination naturelle d'un côté, de l'autre des efforts continuels que je faisois pour y résister, se formoit un combat intérieur, une espece d'agonie d'où résultoit une stupeur qui, tenant en suspens toutes les facultés de mon ame, me rendoit bien plus semblable à un automate qu'à un homme. Alors la nature qui, dans les premiers développemens de mes organes, m'avoit paru un si beau spectacle, qui, en offrant à chacun de mes sens les objets qui leur convenoient, m'avoit rempli de joie & de plaisir, & qui, en échauffant mon ame de ces doux sentimens, alloit faire éclorre tous les germes des talens; cette aimable nature se couvrit à mes yeux, elle & tous ses charmes, d'un voile affreux, au travers duquel je ne vis désormais plus que des objets tristes & lugubres. Dès ce moment mon cœur se glaçant, se refusa à tous les plaisirs, & mon ame devint inaccessible à la joie. Si quelquefois elle voulut me sourire, je la rejettai en l'apostrophant, je lui disois avec l'ecclésiaste : *risum reputavi stultitiam, & cum gaudio dixi quid frustrà deceperis.* Je cherchois au contraire à abreuver mon ame d'ennui, de dégout & d'amertume, persuadé que c'étoit la perfection de la vie chrétienne : des livres ascétiques, certains endroits de l'écriture, procurés & amenés par les soins de mon directeur atrabilaire, ne servoient que trop à cela. Cependant la bonté de Dieu ne sauroit exiger de sa créature un pareil sacrifice, ni approuver une ſemblable conduite ; non, ſans doute, puiſqu'il ne peut ſe démentir, oppoſer, comme je l'ai dit, l'ordre de la grace à celui de la nature, dont preſque toutes les opérations, les voyes & les démarches ſont marquées au coin du plaiſir ; & c'eſt par les charmes, & les attraits de celui-ci qu'il déclare vouloir appeller les enfans d'Adam à lui, & à leurs devoirs dont le plus eſſentiel eſt celui de propager leur eſpece. *Traham eos*, dit-il, *in funiculis Adam*, *in vinculis Adam*, *in vinculis Caritatis*. Et ailleurs, l'écriture, peignant ſon caractere, dit de lui : *attingam à fine uſque in finem fortiter*, *& diſponens omnia ſuaviter.*

J'étois donc dans l'erreur, & l'erreur la plus pernicieuſe ; car la triſteſſe dans laquelle je vivois, outre qu'elle éteignoit en moi le deſir de m'inſtruire, moyen ſi propre, ou peut-être le ſeul pour faire diverſion à l'inclination que je combattois ; cette triſteſſe, dis je, me conduiſit ſouvent au bord du précipice, & m'amena à deux doigts de ma perte. Venant à penſer quelquefois à l'acte de génération, je ſentois contre les auteurs de ma vie un certain dépit, une horreur ſecrette qui troubloit mon imagination, me cauſoit les tranſports d'une fureur preſque ſemblable à celle des Manichéens & des Circoncelliens. Je balançois quelquefois, & voulois pratiquer ſur moi l'atrocité des Origéniſtes : j'étois à mes yeux un monſtre affreux que je regardois comme toujours oppoſé à la loi de Dieu que j'avois calquée ſur l'erreur & la ſuperſtition : ce triſte régime m'amena à l'âge auquel il fut queſtion de me décider à la prêtriſe, & par un vœu qu'il a plu aux hommes y attacher, à une continence perpétuelle ; cet état n'exigeant point de moi une pratique de la continence plus parfaite que celle que j'avois déja obſervée, observé, je ne prévis point de difficultés plus grandes que celle que j'avois déjà surmontées, je m'y décidai.

Le jour de mes destinées arrivé, je me rendis au pied des autels, mais avec une pesanteur qui accompagnoit presque toutes mes actions, suite naturelle de la tristesse dans laquelle je vivois. Rendu là, je fléchis le genou, inclinai la tête, & tombai comme une lourde victime sous un vœu mille fois plus cruel que le couteau sacré qui immola la fille de Jephté ou Iphigénie, puisque celui-ci frappa sa victime d'un seul coup, & pour toujours, pendant que celui-là attachant sa victime à une loi aussi dure que le rocher sur lequel gémit Promethée, devoit déchirer éternellement la sienne sans jamais l'achever. En effet, après mon vœu me voyant plus étroitement obligé à la loi de la continence, je redoublai de soins & d'attention pour éviter tout ce qui pouvoit la violer, & poursuivis l'inclination naturelle jusques dans ses derniers retranchemens. Or, il y avoit une chose qu m'avoit toujours fait de la peine : l'attention avec laquelle je veillois sur moi le jour avoit assez de pouvoir pour empêcher les objets obscenes de faire sur mon imagination une impression assez vive & assez longue pour émouvoir les organes de la génération & procurer le soulagement de la nature ; mais pendant la nuit & durant le sommeil, mon imagination cessant d'être sous l'empire de la raison ou de la religion, recevoit de ses efforts assez de chaleur pour obtenir le soulagement de la nature. Cet effort si simple & si naturel me paroissoit cependant un désordre, une espece de souillure qui m'allarmoit & m'affligeoit vivement ; car je craignois toujours qu'il n'y eût de ma faute, & l'attribuois le plus souvent à la qualité ou à la quantité des alimens que je prenois : d'autres fois, je foupçonnois n'avoir pas veillé fur mes fens avec affez d'attention ; en conféquence, je me privai de toutes les nourritures que je foupçonnois augmenter ou échauffer l'humeur féminale, & diminuai la qualité des autres. Ce régime me conduifit à une extrême maigreur ; je redoublai fur-tout d'attention & d'horreur contre les illufions de la nuit, au point que la moindre difpofition qui, pendant le fommeil, tendoit à évacuer l'humeur féminale, me réveilloit ; alors, changeant de fituation, ou même quelquefois me levant, je l'évitois.

Il y avoit déjà près d'un mois que je vivois dans ce redoublement d'attention, & j'étois dans la trente-deuxième année de mon âge, lorfqu'une nuit, au matin, mon ame échauffée par les images des objets, communiquant fon action aux organes de la génération, je me fentis prêt à tomber dans le défordre que je redoutois. Eveillé, tant par la vive impreffion qu'avoit laiffée en moi ma forte réfolution, que par le fentiment du plaifir, je me levai & trompai la nature. Cependant l'humeur féminale dont je venois d'empêcher l'évacuation, fe porta fortement à mon imagination, lui donna un feu & une vivacité que je n'avois jamais reffentie : mes fens acquirent une fenfibilité rapide, une pénétration étonnante ; l'après-midi, j'allai dans une maifon où m'appelloient les devoirs de la fociété ; à l'entrée de la falle, je portai mes regards fur deux perfonnes du fexe qui firent fur mes yeux, & de-là dans mon cœur, une fi forte impreffion, qu'elles me parurent vivement enluminées, & telles que celles qu'on électrife. Ignorant alors la caufe phyfique d'un effet auffi fingulier, je l'attribuai aux preftiges du démon, &

me retirai ; la maîtresse de la maison, surprise d'un aussi brusque départ me suivit & m'en demanda la cause : je lui dis franchement qu'elle avoit chez elle des objets trop séduisans, mais que j'aurois l'honneur de la voir une autre fois. Ce qu'il y eut de singulier, c'est que celle-ci aussi jeune que les deux autres, & qui n'avoit pas moins de charmes & de beauté, ne fit sur moi aucune impression ; mais il y avoit une cause & une raison physique de cette différence que je dirai dans la suite. Sorti de la maison, éloigné des objets qui m'avoient si vivement affecté, je devins plus tranquille, à cela près, que je sentois mon ame en feu, & dans tous mes sens une vivacité extraordinaire qui sembloit m'entraîner & me précipiter. Dans le reste de la journée, mes regards ayant rencontré quelques autres personnes du sexe, j'eus les mêmes illusions & le même trouble ; le lendemain, m'étant mis en chemin pour revenir chez moi, il me sembla plusieurs fois que la voiture où j'étois tomboit & se renversoit ; ce qui fit que je criai aux gens qui la conduisoient de la soutenir. Mais mes fausses allarmes leur prêtant à rire, je ne savois trop ce que cela signifioit. Il y avoit cependant un dérangement réel en moi ; mais mon erreur étoit de l'attribuer aux objets extérieurs, pendant qu'il provenoit de mes organes, & du trouble de mes sens ; ce que je n'avois garde de soupçonner. Aux approches d'une petite ville qui se trouva sur mon chemin, ayant vu des femmes, elles me causèrent le même frémissement & les mêmes illusions que celles que j'avois apperçues la veille. Entré dans la ville, arrivé à l'auberge, on me servit à manger ; mais le pain, le vin, & généralement tous les objets qu'on me présenta me parurent en désordre & renversés; alors persuadé que l'esprit de prestige & d'illusion me suivoit par-tout, j'apostrophai durement l'aubergiste, que je soupçonnois y avoir part, & rentrai précipitamment dans ma voiture. Là, faisant attention, autant que pouvoit me le permettre le trouble de mes sens & l'agitation de mes esprits, à mes aventures de la veille, à celles du jour, & à mes dispositions actuelles, je me confirmai dans ma première opinion par les fables de *Riba de Neyra*, qui offrent les pères du désert comme nourris & éduqués parmi les illusions du démon. Il vint aussi s'offrir à ma mémoire une foule de passages de l'écriture sainte; comme c'étoit le seul livre que je lusse, ils étoient si présens à ma mémoire, qu'il n'y avoit point de situation ni de circonstances dans la vie auxquelles je ne fusse à même d'en appliquer quelqu'un. Celui de St. Paul, « où il » dit que ce n'est pas contre la chair & le sang que » nous avons à combattre, mais contre la malice & la » méchanceté des puissances célestes & spirituelles », n'avoit donc garde de m'échapper; & dès ce moment je ne connus plus d'autre cause de mon trouble & de mes illusions, que l'obsession du démon, à qui je résolus, arrivé chez moi, de faire bonne guerre, en employant contre lui la priere, le jeune & les exorcismes; je continuai mon chemin, mais comme un autre Paul, respirant colère & vengeance contre l'esprit tentateur : *spirans cædis & minarum*. Cependant, rentré chez moi, le même jour je me sentis plus tranquille, soit par l'éloignement des objets qui m'avoient troublé, soit par le plaisir que j'eus de me retrouver dans le sein de ma famille : mais le lendemain, environ une demie-heure après le repas, je sentis tout-à-coup mes membres s'étendre & se roidir, puis tout mon corps frémir & s'agiter par un mouvement violent & convulsif, semblable aux attaques d'épilepsie les plus violentes; il me parut dans ce moment que la machine alloit se dissoudre; que le ciel & la terre crouloient; que tous les élémens mêlés & confondus ensemble étoient dans la plus affreuse agitation. Mes gens étant accourus me prirent, & m'ayant mis au lit, me réchauffoient, présumant que j'avois froid; car c'étoit au mois de novembre. Alors mes humeurs se fondirent, & sur-tout la séminale, qui, par sa trop grande abondance, étoit auparavant dans une espèce de balancement, & par l'extrême réplétion de tous les vaisseaux où elle étoit contenue dans une vraie stagnation, reprit sa chaleur & son activité, mais ne pouvant gagner les organes de la génération où elle devoit naturellement se précipiter par les raisons qu'on a vues, elle se porta rapidement au cerveau, & m'y causa la douleur la plus vive. Il me sembloit que toute cette partie se rouloit, & faisoit une volute; le mouvement fut si violent, que se communiquant à toute la machine, il l'entraîna, & me fit faire plusieurs évolutions puériles & ridicules, mais analogues & relatives avec ce qui se passoit dans ma tête; l'excès de la douleur fut accompagné d'aliénation d'esprit & de délire. Je fus saigné, mais la saignée ne m'apporta aucun soulagement: je n'en fus au contraire que plus dérangé; on me baigna, mais avec si peu de précaution, que si chez moi les solides n'eussent eu le jeu le plus flexible, le ton le plus harmonique, c'en étoit fait de moi, j'étois livré à une aliénation d'esprit irrévocable. Cependant la fraicheur du bain ayant calmé un moment l'ardeur de mes esprits & de mon imagination, je restai plus tranquille : mais peu de tems après la chaleur revenue, mon imagination fut assaillie par une foule d'images obscènes. Toutes les beautés de la cour de Louis XV lui furent successivement offertes ; car je m'imaginai, par une idée assez singulière, que le gouverneur de la province, feu M. le maréchal duc de Richelieu, qui passoit pour un homme très-galant, par le dépit qu'il avoit de me voir si opiniâtrement attaché à la pratique de la continence, me les offroit avec importunité ; mais mon imagination, encore plus vivement frappée par le souvenir de mon état, & la ferme résolution de garder la continence, y résistoit ; puis étant venu à croire que ces objets étoient amenés jusques dans mon lit, & qu'on me faisoit violence, je poussai des cris affreux, & entrai dans des mouvemens convulsifs. Rien n'égaloit le supplice horrible que je souffrois par la cruelle scission de mon imagination, partagée entre les charmes & les attraits de la présence des objets destinés à soulager les besoins de la nature, & l'horreur d'enfreindre le vœu de la religion. Cependant cet état étoit trop violent pour durer plus long-tems. Le fanatisme prévalant contre la nature, ou celle-ci changeant sa marche, les images disparurent, & l'agitation cessa. Le calme ne dura pas long-tems : bientôt après succéda une nouvelle tempête, bien violente encore, mais beaucoup moins que la première, d'ailleurs accompagnée de quelques sentimens de plaisir.

L'activité de l'humeur qui me dominoit se tournant en fureur guerrière, vint offrir à ma mémoire l'idée & le souvenir des guerriers dont le caractère m'avoit le plus vivement frappé, lors de mon enfance. Alors mon imagination se transportant dans tous les combats, & les assauts dont j'avois lu l'histoire, je crus être successivement Alexandre, Achille, Pyrrhus & Henri IV, avec le premier auquel je m'identifiai, au point que je m'imaginois avoir sa taille, sa figure, son nom, être sa personne; je combattis au Granique, je vainquis à Arbélles, j'assiégeai Tyr, & montai à l'assaut sur ses remparts; ces mouvemens violens & rapides, ces images vives & frappantes rendirent à mes esprits le cours & l'activité qui leur étoient naturels, & ceux-ci à leur tour aux parties solides, le ton & la vibration convenables, mais suspendus trop long-tems par une vie oisive & méditative, si contraire à mon tempérament. Je sentois cependant le plaisir le plus vif & le plus délicieux. Mon ame sembloit, pour la première fois, depuis mon enfance, vivre & respirer, en exprimant le caractère d'Alexandre, dont mon imagination suivoit tous les traits, & mon action rendoit les mouvemens: vinrent s'offrir à celle-là sept cens Tyriens, suspendus en croix le long du rivage de la mer. A ce triste spectacle, saisi d'horreur & d'indignation, j'abhorrai le caractère du héros Macédonien, & ne voulus plus être ce monstre; mais fixant mes yeux, ou plutôt mon imagination sur les victimes gémissantes de sa cruauté, j'entrai dans les sentimens de la plus vive & de la plus tendre compassion, & m'attendris sur le sort de ces infortunés: à la suite de cette douce passion qui calma mes sens, m'étant endormi, il me sembla voir les Tyriens, rechauffés par mes soins, reprendre vie, & descendre de leurs croix. Mon imagination étoit si vivement frappée, qu'il me sembloit noter leurs traits, remarquer leur teint, obſerver leur phyſionomie, les appeler chacun par leurs noms; il me ſembloit qu'ils venoient me remercier, & rendre hommage à la vertu qui les avoit ſauvés. A ce ſpectacle, le cœur attendri, les yeux mouillés de larmes, je ſentis la joie & le plaiſir les plus parfaits.

Cet état délicieux ne dura guère, mais bientôt après la force du tempérament, & l'activité de l'humeur reprenant, je fus attaqué par un ſecond accès de fureur guerrière, & dans ce nouvel accès, il plût à mon imagination de me transformer en Achille. Il me ſembla ceindre ſes armes: j'avois ſa voix; j'adreſſai aux Troyens ſes défis & ſes inſultes; puis pouſſant, culbutant & renverſant les bataillons, je me vis tout-à-coup aux portes du palais de Priam. Dans mon erreur, je me figurois des images, dont tous les traits épars étoient ſans ſuite: *Cui nec pes, nec caput uni redditur formæ*. Paſſant rapidement du caractère d'Achille à celui de Pyrrhus, ou plutôt mêlant & confondant celui du fils avec celui du père, vivement frappé par l'image & la peinture que fait Virgile de Pyrrhus, croyant être moi-même ce héros, je ſaiſis les quatre guenouilles de mon lit, dont je ne fis qu'un paquet, & les lançai impétueuſement contre la porte de ma chambre, que j'arrachai de ſes gonds, & portai à quatre pas de-là. Tranſporté de joie, animé par la ſecouſſe & le fracas, je m'écriai: *Cecidit Ilion Priami que Domus!* j'avois, pendant ces ſortes d'accès, tant de roideur & de force dans mes membres, que tout crouloit ſous mes mains, & rien ne réſiſtoit à mes efforts. Je rendois ces ſortes de combats avec tant de force & d'énergie, que perſonne ne pouvoit ſoutenir le le feu de mes regards, ni la vivacité de mon action. Mes parens, qui ne savoient rien de ce qui se passoit dans mon imagination, qui encore connoissoient moins la marche de la nature qui, par cette crise violente, cherchoit à me faire sortir de l'état où une sotte éducation & un malheureux régime m'avoient réduit, & tendoit à me guérir, prirent le parti de me lier le corps, & de m'enchaîner les mains. Dieu! quel supplice je souffris! quel changement se fit tout-à-coup dans ma tête! déchu du haut degré auquel je m'étois vu porté un moment avant, abattu, consterné, je regardois mes chaînes, ma prison, ma nudité, avec horreur & frémissement. L'humeur elle-même, qui m'avoit élevé l'ame & le courage, abattue ou refroidie, ne me soutenant plus, je sentois tout le poids du plus morne désespoir. M'étant endormi dans ce trouble & cet état, ma tête fut remplie des images les plus terribles. Il me sembla voir l'ancienne Rome s'élever de dessous ses ruines, ouvrir ses tombeaux, & offrir à mes yeux les squelettes de ses plus fameux guerriers, environnés d'armes, dont la figure, la variété, la rouille & la vétusté présentoient un spectacle affreux. Cette image s'imprima si fort en moi, que je restai long-tems sans pouvoir fixer mes regards sur aucune arme ou pièce de fer, sans une extrême horreur, qui, passant jusqu'à mes sens, affecta mon odorat d'une espèce d'odeur de fer & d'airain, qui m'importuna pendant bien des jours. De-là, mon délire me promenant au travers des monceaux énormes de ruines qui sembloient crouler de toutes parts sous mes pieds, & menacer ma tête, me fit arriver aux portes du temple du dieu de la guerre; il me sembla les voir s'ouvrir, les entendre rouler ſur leurs gonds avec un bruit horrible : j'enviſageai ce dieu, au milieu de ſon temple, & par un jeu cruel de mon imagination, je me crus moi-même ce monſtre dégoûtant de ſang & de carnage, & chargé de fers : l'état où je me trouvai lié & garotté, les mains enchaînées, favoriſoit cette illuſion, ou peut être l'avoit fait naître. Or j'imputai le traitement affreux qu'on me faiſoit ſouffrir, à l'inhumanité que je m'imaginai avoir commiſe contre la perſonne d'Hector : cependant un moment après, ſondant mes ſentimens par un retour & une réflexion dont je ſemblois ſi peu capable, & les trouvant totalement oppoſés à ce trait de cruauté, je déſavouai & déteſtai le caractère d'Achille, & paſſant tout-à-coup aux ſentimens de la pitié & de la plus vive compaſſion, je m'écriai avec tranſport : ah ! cher Hector, que ne puis-je ramaſſer tes membres épars, les réchauffer, & les rendre à la vie ! Ah ! que volontiers je verſerois des larmes ſur ton tombeau ! &, en le diſant, j'en verſois effectivement. Les ſentimens de cette douce paſſion me ramenèrent à une douceur & à une tranquillité qui engagèrent mes parens à me mettre en liberté. Je ne reſſentis jamais rien de plus délicieux que ces premiers momens.

La nuit enſuite, je dormis d'un ſommeil plus doux & plus tranquille que je n'avois encore fait depuis ma maladie : aux approches du jour & de mon réveil, j'eus un ſonge qui donna occaſion à un troiſième & & dernier accès, je ne dirai pas de fureur, mais ſimplement de courage guerrier, cet accès ayant été beaucoup moins fougueux, & plus modéré que les deux autres. Je ſongeai qu'un roi venoit à la tête d'une puissante armée, pour égorger les protestans, & renouveller le carnage de la cruelle journée de la Saint-Barthelemy : Dieu! me disois-je, qu'ont fait ces gens? N'est-il pas assez malheureux pour eux d'être dans l'erreur? Verrons-nous encore plonger le poignard dans le sein de nos freres? Ne se trouvera-t-il personne pour les secourir? En disant ou rêvant cela, il me sembloit voir, dans un certain endroit que désignoit mon imagination, une pique, qui s'élevoit de terre & s'offroit à moi. Eveillé par l'ardeur du courage, & l'empressement d'aller au secours de mes concitoyens, je me levai, & pris mes habits, dont la couleur noire étoit peu conforme à mes sentimens & à la profession que j'affectois : mais ne m'arrêtant pas, je passai, sans me déconcerter, dans une autre chambre, où ayant trouvé une gazette, je l'a pris, j'en lus la date & le millésime, puis, avec la posture & la confiance que donne l'enthousiasme d'une grande entreprise, & j'ose le dire, digne du pinceau d'Appelles, ou du ciseau de Phidias, je dis d'un ton ferme, d'un air assuré : « Je vais ouvrir une nouvelle carrière, une » autre époque, dont vous daterez ». Puis sortant de la maison, je m'acheminai vers l'endroit où mon imagination fixoit la pique, que je brûlois d'ardeur d'aller prendre, comme la marque de ma mission & de mon commandement ; j'étois déjà dans le jardin, & j'allois en franchir la haie, lorsque des parens accourus vinrent m'arrêter, & me ramenèrent à la maison. Je ne fis point de résistance, mais l'imagination pleine de l'idée de secourir les protestans, & de les défendre, je m'occupai, assez long-tems, du projet de lever des troupes, de les discipliner, de fortifier les places frontières, de les fournir de vivres & de munitions, &c. Il est étonnant le détail dans lequel j'entrai, moi qui n'avois jamais servi ni manié les armes; or pendant tout ce tems, j'affectai le caractère de Henri IV : je voulois avoir sa taille, sa figure & sa personne; & jamais Pythagore ne fut aussi intimement persuadé d'être celui dont l'ame, 500 ans après le siege de Troie, avoit transmigré dans son corps, & que le philosophe offroit aux yeux de ses disciples, que je l'étois d'être ce héros françois. Si, d'après cette persuasion, je pouvois obtenir de ceux qui étoient auprès de moi, d'être appelé Henri IV, j'étois au comble de la joie.

Cependant à la suite des différens caractères que j'avois rendus, de tant de combats & d'agitations que j'avois soufferts, devenu plus doux & plus tranquille, mon esprit se porta à des objets aussi plus agréables, & analogues à la température où se trouvoient mes humeurs, en effet, devenues calmes. Je m'imaginai avoir vaincu & pacifié une foule de nations. Charmé de cette idée, je me levai; car mon corps étoit toujours en action, & suivoit aisément & exactement les ordres & les impressions de l'imagination, tout autant qu'il étoit libre, & ne se trouvoit pas arrêté par les liens, ou par quelques autres obstacles; je me levai donc, aux ordres de mon génie, pour dresser des trophées d'armes & de victoires, & prenant différens objets, tels qu'ils me tomboient sous les mains, je les plaçai aux quatre coins de ma chambre, n'importoit quels, des pailles, ou d'autres bagatelles de cette espèce : mon imagination étoit assez vive pour les grossir, assez féconde & assez industrieuse pour leur donner des formes, des figures, une variété qui exprimoient le caractère, le génie & les mœurs des différentes nations que je me persuadois avoir vaincues; puis me plaçant au milieu de ma chambre, je considérois ces prétendus trophées avec un plaisir & une satisfaction infinis : partant de-là, j'empruntai les sentimens d'un roi pacifique : je crus faire fleurir dans mes prétendus états, exercer moi-même tous les arts, toutes les sciences, la peinture, la sculpture, l'architecture, la géométrie, &c. Je dessinois, faisois des places, des compartimens, &c. qui m'amusoient infiniment. J'avois le coup-d'œil si précis, la main si assurée, que sans autre instrument que ce qui me tomboit sous la main, je les traçois sur le sol ou les parois de ma chambre, avec une justesse & des proportions étonnantes. Mes parens, & d'autres gens simples, surpris de me voir exprimer aussi heureusement quelques traits, & développer des talens qu'ils savoient que je n'avois jamais cultivés, s'imaginèrent qu'il y avoit quelque chose de surnaturel, du sortilège; en conséquence, ils firent venir quelques charlatans qui promirent me guérir; mais ils trouvèrent peu de docilité dans le malade, & n'eurent pas lieu d'être contens de moi : car, quoique j'eusse toujours de l'aliénation, mon esprit & mon caractère ayant cependant pris une tournure toute différente de celle que m'avoit donnée ma triste éducation, je ne me trouvai plus d'humeur à croire les fadaises dont j'avois été infatué; après donc quelques apostrophes assez dures à cette canaille, voyant qu'ils s'obstinoient encore, je leur tombai impétueusement dessus, & frappant d'estoc & de taille, je les dissipai. La nature, allant cependant son train, travailloit constamment seule & sans relâche à ma guérison ; car après avoir, me sembloit-il, embelli ma triste demeure, à laquelle mon imagination, comme une autre Circé, avoit donné la forme & la figure d'un palais orné de tout ce qu'il y avoit de plus beau dans la peinture & la sculpture, de plus précieux dans les métaux, de plus recherché dans les meubles, je voulus me marier. Alors vinrent s'offrir à moi une foule d'objets presqu'infinis. Je vis des femmes de toutes les nations, de toutes les couleurs : mon imagination étonnée, surprise, étoit confondue & accablée par cette multitude & cette variété : ce qu'il y a de singulier, & qui paroîtra incroyable, c'est que j'avois ignoré qu'il y eût des femmes d'autre couleur que des blanches & des noires ; mais j'ai reconnu à ce trait, & à plusieurs autres, que, par le genre de maladie que j'avois, mes esprits exaltés au suprême degré, il se faisoit une secrette transmutation d'eux aux corps qui étoient dans la nature, & de ceux-ci à moi, qui me faisoit deviner ce qu'elle avoit de caché, ou, peut être, & mieux, je croirois que mon imagination, dans son extrême activité, ne me laissant aucune image, nulle idée précise à parcourir, dût rencontrer dans la nature ce qui m'étoit d'ailleurs inconnu. Quoiqu il en fût, le besoin pressant, & n'étant plus comme au commencement combattu par l'opinion, je fus obligé d'opter entre ces objets ; or j'en choisis un nombre, celui qui me parut répondre avec celui des nations que je crus avoir vaincues, lors de mes combats. Il me sembloit devoir épouser chacune de ces femmes, selon les loix & les coutumes de sa nation. Mon imagination adoptoit ce projet, & y applaudissoit sans aucune répugnance ; la seule difficulté qui me fit balancer un moment, fut lorſque je penſai que j'allois tomber dans l'oiſiveté & la molleſſe, que je trouvai ſi contraires à mes premiers ſentimens & à mon extrême activité : « Quoi donc ? ſerai-je un lâche, un pareſſeux, » un autre Sardanapale » ? Mais ma fertile imagination, ſource de mes maux & de mes plaiſirs, vint auſſitôt m'offrir un expédient : elle décida que je laiſſerois chacune de ces femmes dans ſon pays, & que je ne les verrois qu'en paſſant & allant d'une province à l'autre. Dans ce nombre, il y en avoit une pour laquelle j'avois une prédilection particulière, & que je regardois comme la reine de mon cœur & de toutes les autres. C'étoit une jeune demoiſelle que j'avois vue quatre jours avant ma maladie : je fus bien éloigné pour lors de former ſur elle aucune penſée, de me permettre aucun deſir. Mais ſes charmes & ſa beauté m'étant revenus, j'en étois éperduement amoureux. C'étoit à elle que s'adreſſoient mes vœux, mes deſirs les plus ardens. Je les exprimois de la maniére la plus vive & la plus tendre ; je n'avois jamais lu aucun roman amoureux : je n'avois fait aucune careſſe, pas même donné en ma vie aucun baiſer à une femme : mais le livre des cantiques de Salomon, que je n'avois lu, que parce qu'il s'étoit trouvé au nombre des livres ſacrés, ſur-tout mes diſpoſitions particulières, qui étoient telles que celles d'Horace, vis-à-vis de Glycère, lorſqu'après avoir parcouru les charmes de ſa beauté, il s'écrie : *in me tota ruens Venus Cyprum deſeruit*, y ſuppléèrent. Je doute que ce roi voluptueux ait jamais été animé de plus de feux que moi, malgré les expreſſions qui ſont dans ſon épithalame ;

qu'il leur aît donné plus de force & de vie que je n'en donnois à mes déclarations énergiques. Je les tournai de mille différentes façons, & les appliquai à ma situation actuelle, avec une justesse & une précision qu'il me seroit maintenant impossible de retrouver, parce que je ne saurois procurer à mon ame l'essor & l'élan qu'elle recevoit alors de la chaleur & de la fermentation de l'humeur. Au reste, je parlois de mon amour à tout le monde; j'en faisois confidence à mes pére & mère, & pendant ce tems, il ne me vint pas une idée de ce que j'avois été, pas un mot de l'éducation que j'avois reçue : j'avois toute la candeur & l'ingénuité d'un enfant; j'étois en effet un autre Emile, le vrai éleve de la nature, qui venois de corriger mon éducation, de la refaire avec un travail immense, & je doute que la nature de l'homme, supposée malléable, mise dans le fourneau, puis appliquée sur l'enclume, & frappée au marteau, put être tournée & retournée entre les mains de l'ouvrier, en plus de sens que je le fus. Cependant mes parens critiquant mon choix, j'en étois surpris, & admirois comment on pouvoit blâmer une inclination si douce, si aimable, & qui me paroissoit si innocente; je leur dis à ce propos des choses si fortes, & leur alléguai des raisons si justes, que je les laissai le plus souvent sans réplique : il me souvient qu'un jour quelque prêtre, ayant voulu entrer dans la dispute, & m'en imposer avec un air pédantesque, fut rendu muet, & ne remporta que de la confusion. En effet, l'humeur qui me dominoit, donnoit à tous mes sens une vivacité, à mon esprit une pénétration, à mon ame une grandeur & une élevation, qui faisoient de moi un homme extraordinaire.

dinaire. Je femblois lire dans le cœur des gens qui m'approchoient ; je développois leur caractère avec une fagacité étonnante, & n'étant retenu par aucune confidération, je le rendois avec justesse & précision, ce qui donna occasion à un ancien prêtre qui me vit quelquefois dans ma maladie, de dire fort férieufement à mes parens que j'étois possédé par l'esprit de Python, le même que St. Paul avoit chassé du corps d'une fille, dont il est parlé aux actes des Apôtres. Quoiqu'il en fût de cet esprit, il me procura l'avantage d'écarter bien des curieux & des oisifs qui, par leur importunité & leur indiscrétion, retardoient ma guérison.

Dans cette violente maladie, les organes de mes fens furent portés à un excès de délicatesse & de fensibilité, qui me fit alternativement éprouver les tourmens les plus affreux & les plaisirs les plus délicieux. La lumiere me sembloit certaines fois dardée contre mes yeux avec tant d'éclat & de vivacité, que je ne pouvois en soutenir la présence : elle me sembloit cribler mon organe & le broyer ; toutes les couleurs, successivement les unes après les autres me déplurent, à l'exception du verd que je vis toujours avec un nouveau plaisir : le noir sur-tout étoit pour moi un supplice ; pendant l'obscurité de la nuit, qui me sembloit aller par des gradations dont je ne peux point donner l'idée, mille spectres affreux s'offroient à mes yeux, ou plutôt à mon imagination : elle fut frappée de ce qu'il y a de plus hideux & de plus terrible dans la nature, & ne pouvant fournir au trouble & à l'agitation de mes sens intérieurs assez de phantômes, elle alla évoquer toutes les ombres de la mort, tous les monstres du Ténare : mais parmi ces objets d'horreur, rien ne me parut plus affreux que l'image du vieux Marius : elle se présenta telle & plus terrible que le visage qu'il montra au Cimbre, à qui les armes tombèrent des mains. Que n'avois-je un pinceau pour la peindre ? Si j'eusse su ramasser tous ses traits, & les rendre avec la vivacité dont j'étois ému à son aspect, on eût vu pâlir la tête de Méduse, & Cerbère, échappé des mains d'Hercule, retourner en Enfer. Ciel ! détournez cette image de devant mes yeux, & l'offrez à ceux du monstre qui me cause tant de maux : cependant, d'autres fois mes yeux, ou mon imagination, car je suppose que cette faculté enchanteresse leur faisoit illusion, de même que tous mes sens, lors même que je veillois, mieux disposés, m'offroient des points de vue, des perspectives, des objets dont la beauté, les charmes & la variété m'enchantoient. Dans un de ces momens heureux, transporté dans le jardin d'Eden, je vis les quatre fleuves qui l'arrosent, le couper & le compartir en mille différentes manières. Là c'étoient des bosquets ; ailleurs des prairies émaillées de fleurs ; ici des parterres distribués avec un ordre & une symétrie, dont l'art ni la nature ne donnent point d'exemple ; & par-tout des eaux limpides & jaillissantes. Du milieu de ce paradis de délices qui enivroient mon ame, il me sembloit voir s'élever un arbre d'une hauteur prodigieuse, & semblable à celui de la vision de Nabuchodonosor. Je considérois avec admiration son tronc, sa tige, l'étendue de ses branches, qui me paroissoient distribuées dans un ordre & avec une proportion admirables. Ensuite portant ma vue sur la fraîcheur de ses feuilles, sur l'éclat de ses fleurs, sur la beauté de son fruit, je restai dans un état immobile & extatique.

L'ouie eût également ses accès & ses excès; elle étoit certaines fois disposée de façon que le moindre son l'ébranloit; si délicate & si sensible, que les moindres ondulations de l'air, venant à frapper le tympan de mon oreille, il me sembloit que cet organe m'étoit arraché & porté au loin : le bruit de l'airain sur-tout m'étoit insupportable; il me faisoit souffrir un supplice que je ne saurois exprimer. Lorsque j'entendois sonner la cloche, dont j'étois malheureusement trop près, je croyois que se détachant du clocher, elle alloit frapper à la voûte du ciel, avec laquelle, ne formant plus qu'un même corps & un même instrument, l'un & l'autre pôles retentissoient d'un bruit épouvantable : la secousse en étoit si terrible, que je me figurois que toutes les planettes qui sont suspendues dans l'immensité de l'univers en étant ébranlées, étoient tombées, & ne formoient plus avec la nôtre qu'une même masse. Assis sur les débris de l'univers, je pleurois la chûte des astres, l'extinction du soleil, la ruine & le bouleversement entier de la nature, que je regardois comme à la veille de rentrer dans son premier chaos : la décomposition de mes humeurs & le trouble de mes esprits faisoient naître ces idées; & le sentiment de l'amour propre, qui fait que chaque individu se plaçant au centre de l'univers, se regarde comme le point principal où aboutissent toutes ses parties, comme autant de rayons, les favorisoit : c'est à ce sentiment que je rapporterai ces idées extravagantes. Une autre fois, cet organe, plus heureusement disposé, me fit sentir le plaisir le plus délicieux qui, je pense, puisse entrer dans l'ame d'un mortel ; il me sembla, dans un certain moment, qu'attaché à toutes les parties de la nature par les fibres & les tendons de mon corps, je ne formois plus avec elle qu'un même corps instrumental, mais animé de musique. En effet, les parties nerveuses de mon corps me parurent se monter, s'étendre avec elle, & prendre son unisson. Puis j'entendis s'élever de toutes les parties de l'univers, comme d'un orchestre immense, des voix & des instrumens de musique, dont l'accord me mit en mouvement, moi & toute la nature. Je doute que la lyre d'Orphée ait jamais formé un son aussi doux & aussi mélodieux, non pas même lorsqu'il adoucissoit les lions, les tigres, agitoit les arbres, & entraînoit les forêts. Je ne sais combien dura cette vision délicieuse & extatique ; mais elle se passa sous les yeux de quelques personnes, & entr'autres d'un médecin, qui m'en a depuis parlé comme d'une chose singulière, & m'a dit qu'il m'avoit vu, avec étonnement, observer dans cet état une mesure & une cadence exactes, qui se répétoient dans toutes les parties de mon corps, & qu'il avoit présumé que j'étois dans l'état que je viens de dire.

Les autres sens, le goût, l'odorat &c. eurent leurs vicissitudes de plaisirs & de tourmens : il me sembloit, certaines fois, sentir des odeurs, des parfums délicieux, dont la nature, l'art ni la chimie ne pourroient égaler les saveurs exquises. D'autres fois c'étoient des odeurs insupportables, des dégoûts, des amertumes & des nausées qui m'affligeoient & me désoloient. Le tact fut lui-même affecté de ces deux extrêmités de peine & de plaisir. Mais il parut le dernier sur la scène ; le rideau déjà tiré, le flambeau de la raison totalement éteint, il vint faire le dénouement de la pièce par une catastrophe qui allarme la pudeur, étonne la nature, & déconcerte la religion, nécessaire, cependant, & inévitable; car, comme le remarque S. Paul à l'occasion des Gentils, à qui il reproche d'avoir abandonné l'usage de la femme, il faut que la nature, opiniâtrement combattue dans son inclination, & refusée à son devoir, s'échauffe dans ses desirs, & tombe dans le désordre : *Nam*, dit cet Apôtre, *relictâ naturali fœminâ, exercuerunt in suis concupiscentiis, & operati sunt turpitudinem.* A la suite de cette crise, dont toute la honte retombe sur la loi du célibat, ou sur son législateur, car s'il y avoit un homme assez injuste pour me l'imputer, j'interrogerois contre lui ma conscience, dont le témoignage me répond : *Neque peccatum, neque iniquitas mea, etenim sine iniquitate Direxi :* j'invoquerois contre lui le ciel, témoin de ma simplicité & de mon innocence; à la suite, dis-je, de cette crise, je ne pus plus ignorer, ni me dissimuler le principe de ma maladie; mais je vis & compris clairement qu'elle avoit été causée par ma résistance & mon opiniâtreté à réfuser à la nature ses besoins & ses fonctions. Exemple frappant, monument éternel de l'inaliénabilité des droits de la nature, qui peut bien être contredite pendant un certain tems, combattue dans ses inclinations, suspendue dans ses fonctions, mais qui, dans un sujet bien constitué, revient si souvent à la charge, qu'à la fin elle renverse les préjugés! c'est ce qu'on vient de voir par ma cruelle expérience.

Revenu de mon état léthargique, je ne me trouvai plus qu'un infortuné mortel, rendu honteux & confus par le singulier dénouement de la pièce qui venoit de se jouer dans mon imagination, je me vis en opposition entre le devoir de la religion & celui de la nature : menacé de maladie, si je me refusois à celui-ci; de honte & d'ignominie, même de l'animadversion de l'une & de l'autre puissances, si j'abandonnois celui-là : triste & affligeante alternative qui me rendit importune & presqu'odieuse la lumière qui brilloit à mes yeux! plus d'une fois je fus tenté de la maudire, & m'écriai souvent avec Job : *Lux cur data misero?* Ce n'est pas que je ne visse des expédiens, tels que les pratiquoit l'abbé de S. Pierre (1); & tant d'autres, mais que désavouoit un cœur honnête & généreux. Car comment se résoudre à mettre des enfans au monde, dont le premier appanage seroit d'être couverts d'une double ignominie, de la leur, & de celle de leur père; à qui il ne seroit jamais permis de prononcer, ni d'invoquer ce doux nom, non plus qu'à moi celui de fils?

« Aimables rapports, d'où naissent les plus doux charmes de la vie, les devoirs les plus saints de la société, les plus sacrés de la religion! doux tissus, qui couvrant les horreurs du tombeau, étendez notre existence jusqu'à la postériré la plus reculée! précieux gages, & peut être le plus solide de l'immortalité, vous n'êtes points faits pour l'ecclésiastique : la loi cruelle du célibat le mutile & le retranche de la société, qui doit étendre & propager l'espèce : d'ailleurs il n'est pas donné à tous les hommes de s'élever au-dessus des loix, des mœurs & de la décence qu'établit l'opinion publique, d'où

(1) On sait que l'abbé de Saint-Pierre a beaucoup écrit contre le célibat des prêtres, & pour y remédier, couchoit avec sa gouvernante.

résulte le droit à son estime, qui est si précieuse à une ame honnête. Je m'écriai donc, d'après ces sentimens, & avec transport » :

« Sed mihi vel tellus optem priùs ima dehiscat,
Vel Pater Omnipotens adigat me fulmine ad umbras,
Pallentes umbras Erebi, noctemque profundam,
Ante, pudor, quam te violem aut tua jura resolvam » !

Observations physiques, médicales & philosophiques sur la relation ci-dessus.

L'on doit attribuer la maladie funeste de ce trop vertueux curé,

1°. A l'extrême continence qu'il observoit, laquelle répugnant à sa constitution amoureuse, & à son excellent tempérament, fit que son caractère a du se dénaturer par les combats continuels qui se passoient chez lui entre la chair & la religion, & lui fit perdre sa gaieté. Privée de cette ressource, son ame s'affaissa, & devint impropre aux occupations qui auroient pu la distraire.

2°. S'il fut quelque tems à succomber aux maux qu'il souffroit, & à soutenir les accens violens dont-il étoit tourmenté, c'est qu'au moyen de l'illusion des songes, la nature trompoit ses efforts, & qu'il avoit d'ailleurs un fond de douceur & d'aménité qui ne lui permit jamais d'être cruel & atroce qu'envers lui-même.

3°. Ayant redoublé de vigilance & d'attention pour éviter l'unique remède que se procuroit furtivement la nature, l'humeur séminale augmentant de volume & d'effervescence, dut se porter spécialement aux yeux, le siége des passions, & sur-tout de celle de l'amour, ainsi qu'on le voit dans les animaux, dont les regards étincellent à l'approche de la femelle. De-là les vibrations violentes de ces organes chez lui, & leur électrisation à la vue des objets analogues à sa situation.

4°. Cette humeur se dévéloppant de plus en plus, ne pouvant s'échapper par les issues ordinaires que fermoit son imagination, continuellement tendue à cet égard, reflua enfin vers la tête, en remplit toute la partie nerveuse, y occasionna cette rigidité, ces mouvemens tumultueux & convulsifs dans la membrane du cerveau, siége de la sensibilité, comme le démontre M. le Cat, & produisit enfin la douleur la plus vive, qui alla jusqu'à l'aliénation.

5°. La saignée, à laquelle répugnoit le malade extraordinairement, ne put pas le soulager, & dut même augmenter la violence de son état, parce que la cause de son mal n'étoit pas dans le sang; qu'au contraire, la sorte d'équilibre qui pouvoit encore exister entre ses humeurs, étant ainsi rompue, la séminale dut refluer abondamment, où elle trouva un passage, & occasionna un plus grand incendie dans toute l'habitude du corps. C'est ainsi que, lorsque la bile domine, ce remède est funeste.

6°. Le bain froid calma, pour un moment, la chaleur du sang & des autres fluides, procura de la tranquillité au délirant; mais par ce repos & cette congélation momentanée, ils n'en acquirent que plus d'effervescence, & l'humeur séminale, ayant plus de jeu au moyen

moyen de la saignée précédente, dut dominer, & lui occasionner les visions impudiques qui l'assaillirent, suivant l'instinct naturel, qui rappelle toujours à notre idée la présence des objets de nos besoins : ainsi l'homme pressé par la faim, ne voit dans son sommeil que des commestibles. Est-il altéré ? il est au bord des fontaines. A-t-il d'autres nécessités ? il croit les satisfaire.

7°. Ce délire n'étant, pour ainsi dire, qu'une surabondance de vie, les humeurs & les organes du malade n'étant nullement viciés, mais simplement dans un état de violence & d'extension, les images devoient acquérir des proportions hors de nature, s'offrir d'une manière gigantesque, & cependant toujours avec une suite, un ordre dans le désordre même, & une netteté, telles qu'elles se gravassent dans le cerveau, & revinssent à la mémoire, sans confusion, & se représentassent facilement comme le fait l'auteur.

8°. La passion de l'amour exaltée à un certain point, est très-voisine du courage belliqueux. Les naturalistes savent combien les animaux en chaleur sont susceptibles de s'irriter, & d'entrer en fureur. L'histoire nous apprend que les plus vaillans guerriers étoient doués du goût le plus extrême pour le sexe. Il n'est plus étonnant qu'après ces rêves obscènes, l'humeur séminale se dilatant davantage, il soit parvenu à se croire transformé dans les héros fameux de l'antiquité, & sur-tout en Henri IV, dont le caractère, mélangé de courage & de douceur, se rapportoit plus au sien.

9°. Les affections violentes ne peuvent durer : il faut ou que la nature succombe, ou qu'elle passe d'un extrême à l'autre. Après les accès furieux qu'éprouvoit le malade, il devoit tomber dans un état d'inertie & de stagnation qui, laissant prendre le dessus à son ame, lui permettoit de se livrer aux sentimens doux & tendres qui lui convenoient & formoient son essence. De-là la mansuétude, la compassion qu'il éprouvoit : de-là les larmes délicieuses qu'il versoit.

10°. Et enfin, par tant d'alternatives étrangères, par tant de secousses données à son cerveau pendant six mois que dura sa maladie, les traces importunes qui y restoient & troubloient le malade auparavant, dans ses affections naturelles, étant effacées, ayant oublié son état, sa profession, sa religion, jusqu'à son Dieu & son ame, redevenu en quelque sorte dans l'état de la première enfance, les préjugés n'offusquant plus ses facultés, il suivit l'impulsion de la nature, & fut guéri.

Nota. Cette vertu de chasteté, si contraire aux vues du créateur & au but de la sage nature, manqua de coûter la vie au sieur Ridé, fils d'un marchand boisselier de Chartres, paroisse S. Aignan.

Ce jeune homme, doué d'une excellente constitution, qui ne dénotoit pas beaucoup de goût pour le célibat, fut poussé malgré lui à l'état ecclésiastique par son pere, qui ne consultant que ses intérêts, avoit engagé le sieur Cottin, son frere, curé de S. André, à Chartres, à lui résigner sa cure lorsqu'il seroit prêtre.

Sur le point de prononcer le serment fatal, la fille du sieur Dombremelle, marchand de draps de la même ville, fit évanouir les projets d'ambition de ce pere dénaturé, & le combat violent que ce jeune homme eut à livrer aux douces impulsions de la nature, & aux préjugés religieux, le mit à deux doigts de sa perte. Sa tête se perdit, son esprit déménagea; bref il devint fou à lier pendant près de deux ans, & ce ne fut qu'à l'Hôtel-Dieu de Paris où il recouvra sa raison.

Ce fait est arrivé en 1779.

ADRESSE
A MM. LES DÉPUTÉS
DES 83 DÉPARTEMENS DE LA FRANCE,
POUR LE MARIAGE DES PRÊTRES,

Le 17 Juillet 1790.

« O Français! ô mes freres! vous que l'amour de la patrie réunit maintenant dans les murs de la capitale de ce vaste empire, pour sceller le serment qui, d'un peuple immense, ne doit faire qu'une famille de freres, recevez favorablement l'adresse que prend la liberté de vous envoyer une de ces victimes infortunées, liée par un serment affreux (que notre cœur ne prononça jamais) qui, au sein de la société, nous donne chaque jour une mort lente & cruelle : joignez vos prières aux nôtres, pour obtenir de *l'Assemblée Nationale* la révocation de cette loi barbare : que cette fête solemnelle qui vous amène des quatre extrêmités de la France soit à jamais célébrée par tous les cœurs ! puissiez-vous emporter avec vous la douce consolation d'avoir brisé leurs fers !

» Le ciel, en nous créant, nous fit hommes ; & c'est un homme, non, c'est un monstre, qui veut anéantir le bienfait du créateur, en étouffant dans ses semblables ce germe précieux de la divinité, cette faculté d'exister même après sa mort. Il y a pourtant 1405 ans que cette atrocité existe, malgré les réclamations & les supplications adressées, tant aux très saints Pères, qu'à la cour de Rome ; & pour l'anéantir, il faut une assemblée Nationale : encore balance-t-elle, malgré les adresses continuelles qu'elle reçoit de la part du clergé séculier & régulier, & des autres citoyens qui se joignent à lui. Eh ! que Rome étoit puissante pour donner des loix à plus de 300 lieues, hors de ses limites ! que Pie VI, s'il venoit en France, ne puisse pas dire comme un empereur Romain qui voyageoit :

Rome n'est plus dans Rome, elle est toute où je suis.

» Des intercesseurs aussi puissans que vous sont surs d'être exaucés : ne différéz donc pas le bonheur de vos frères.

» Oui, si j'osois vous représenter (plusieurs d'entre vous en ont été les témoins) leur zèle pour cette union au Champ-de-Mars, vous verriez combien ils vous aiment. Il falloit voir le clergé régulier & séculier, tant de la capitale que des environs, animé de la même ardeur, travaillant avec les citoyens pélemêle, pour la fédération prochaine : ils entassoient *Ossa* sur *Pelion*, afin de lier, par un même nœud indissoluble & éternel, le ciel avec la France. Qui le croiroit ? Le Chartreux même, oui le Chartreux, jaloux de contribuer à la félicité publique, pour la première fois infractaire à sa regle, sortit du fond de sa retraite lugubre, & vola au Champ-de-Mars participer aux travaux publics.

» Vous les avez vus, (1) revêtus des couleurs de la nation : ils ont juré devant vous sur l'autel de la patrie qu'ils environnoient, à la face du ciel & de la France entière, d'être tous freres & citoyens : nouveaux *Briarès*, ils avoient cent bras pour vous embrasser tous ; la voix leur manquoit à force de crier : *Vive la Patrie : Vive notre Roi*, ou plutôt *notre père : nous sommes tous frères.*

» Confirmez donc le serment auguste que leur cœur a prononcé en votre présence en les rendant à la société, en vous unissant avec eux (2) : ce qu'ils ont fait pour vous, faites-le pour eux ; ils vous en conjurent, les larmes aux yeux, & leur vie sera une continuelle action de graces ».

---

(1) Le 14 juillet, à la fédération, les prêtres avoient des ceintures nationales sur leurs aubes ; ils marioient leur bonnet-carré avec le casque des grenadiers.

(2) C'est je crois l'unique moyen de rétablir la religion, en épurant les mœurs de ses ministres, & les faisant respecter des peuples.

AD D. ABBATEM SIEYES GALLICI AREOPAGI PRINCIPEM,

Die 12 Junii, an. 1790.

Exiſtimarem ſanè me tibi à debitâ reverentiâ diſcedere, Supreme Moderator, ad te niſi mitterem exemplar petitionis directæ, ſpectantiſque ad nonnullos ex vobis; multùm enim autoritate tuâ favere potes propoſito meo, menti tuæ, ni fallor, conſentaneo. Hoc ergo benignâ aure auſcultes, rogo.

AD SINGULOS SUMMOS REGENERATORES LILIORUM IMPERII

Petitio miſſa die Veneris, 11 junii, an. Libertatis primo, & Eræ vulgaris 1790 ad DD. Mirabeau, Treilhard, Camus, Barnave, Rabaud de Saint-Etienne & Martineau.

Quanta perfuſus fuerim lætitiâ, vix credideris, auguſte Legifer, cùm nuncius publicus attonitas demulſit aures, prædicando per urbis compita fuiſſe nuper agitatam in ſupremo Areopago totius Gentis gallicæ rem magni momenti, ſcilicet matrimonii Præſbyterorum (1)!

(1) Idem de Præſbyteris ac de Monialibus dicatur, quibus imperioſa eò major neceſſitas dat jura, quò vitâ, beneficio tuo, incohatâ jam gaudent. Æreas enim illarum carceris contriviſti portas, vectes que confregiſti ferreos,

Faxit Deus Clemens ut res prospere succedat! — Illud optat Religio, efflagitant mores (1), & enixè rogant omnes qui deserviunt altari, quos intùs ardens flamma comburit.

Optatum en advenit tempus crudelem abjiciendi opinionem quæ nimis diù in ruinam tot civium per barbara sæcula viguit.... « Accenge igitur gladium circà » femur tuum, Potentissime; & si quis adversùm te » insurrexerit, audax illum sic alloquere : ego sum qui » loquor justitiam, & propugnator ad salvandos eos : » in furore meo calcabo contradicentes mihi, & con- » culcabo eos in irâ meâ. Dies enim ultionis in corde » meo, & annus redemptionis venit ». — Ego verò oculis & manibus in cœlum defixis, hæc orabo.... « Domine, Deus exercituum, mitte ei auxilium de » Sancto, & de Sion tuere eum. Illinc tot inter prælia » sustine periclitantem, da militanti vincere, palmam » para triumphanti, quia vult eripere animam meam » de morte, oculos meos à lacrymis, pedes meos » à lapsu ».

Opus ergò perge tuum, auguste Legifer : te victorem factionis incæpta quam inchoasti orbi reposcit gloria. « Benedictum erit nomen tuum in sæculum sæculi, » multiplicabitur semen tuum sicut arena maris, &

---

(1) Vide librum sic inscriptum : *La Chasteté du Clergé, ou Recueil des procès-verbaux des séances du Clergé chez les filles de Paris, trouvé à la Bastille, & déposé au District des Cordeliers.*

Sacramenti immemor nullus, aut ferè nullus est qui nuptialem non fædarît thorum, macularit Virginem, aut meretrice se coinquinarît. *Tanta est naturæ propensio!* Flens vera cano.

» videbis filios filiorum usque ad tertiam & quartam » generationem » ; ex eo quòd restitueris hominem societati, & Patriæ civem (1).

Nec te ratet lecens scelus nefandum Pastoris *de narsac* in agro Engolismensi. Typis enim mandatum, urbem circuit. Sacros evolve codices ; interroga scripta Patrum ; incunabula Ecclesiæ intuere ; quot Achyllea argumenta in tuî gratiam sese in turbâ ruent ? — Sàne à longo ævo vicini nostri in multis temerarii, nobis autem prudentiores hacce in parte, barbaram hanc abnegarûnt consuetudinem : sint tibi in exemplum, hos imitare, & Evangelii fidus interpres, aurea sæcula religionis revoca. Anathemate percutiatur Romanus iste episcopus, *Siricius* ejusque *fautores*, qui anno 385 tulerunt hanc legem : quò verò rapit me sacer furor ! ignoscas, velim... ingenti malorum pondere obrutus, ni citò benignus adjuves, morior ! potiùs, heu ! nostrî te tangat miseratio ! quas nobis élicit dolor conspice lacrymas : quos cimus profundos gemitus, alta que audi suspiria. — Per te *mors* aut *vita*. Sed quæ *mors* ? Mors atra, mors eò crudelior quò lentior ; ut contrà *vita* ! Ah ! vita, eò jucundior quò diùturnior : « Auguste » Legifer, adjutor meus, atque protector. In te cor » sperat meum, & adjuvabor, & reflorebit caro mea, » & ex voluntate meâ confitebor tibi ».

Aliud adhùc ponderis non minoris beneficium tuâ

---

(1) Vide librum cui titulus : *Les inconvéniens du célibat des Prêtres, prouvés par des recherches historiques, imprimé à Paris, en juin 1790 ;*

Et alium : *Du mariage des Prêtres, chez la Cloye, a l'orme St. Gervais.*

ex prudentiâ tribus *Levi* expectat : nempè saltem duodecim ut per annos integros nulli in totâ Galliâ quâcumque de causâ manus Episcopus imponat. Est enim INNUMERA SACERDOTALIS GENS, & quæ OTIOSA in abditis claustrorum latebat PARS MAGNA, nunc edita in lucem, numerum adauget. Ne gravetur populus, & ærarium novâ additione, quædam sit ergò interpositio, nam opus opificibus deesset, & quot quot ordinarentur inutiles forent. Hæc attendas, obsecro. Valida cæterùm argumenta depromere poterit tua sapientia, ad confirmandum quod nunc oculis subjicio.

Ecclesiastico tandem pro regimine lata sit hæc lex : « Nullus Parochiæ rector in suâ parochiâ sacerdotem » alienum poterit advocare ad obeunda munia quælibet : » vacans dein, obitu possessoris, vel recessu, dignitas » à proximo sacerdote suffecta erit, absque ullâ per» sonarum acceptione. Si quædam extaret lis electorem » inter & eligendum, publicè judicetur à quatuor se» nioribus, duobus scilicet à rectore, duobus à candi» dato electis. In perpetuum facultate destituatur ad » quamlibet electionem *rector* ille in parochiâ, qui » jure æquo carebit ; si candidatus, aliò se recipere » turpiter coactus sit (1) ».

Summorum namque *ad instar* imperatorum, hâc in urbe rectores nonnulli iniqua injustaque suos adversùs sacerdotes gesserunt atque pessima, inter quos numerandi DD. Ringard, Parent, Veitard, Denoux, Royer, &c. &c. &c.

---

(1) Si infelici casu, *bonum tale optimum* conficere præsens hæc nequeat Legislatura, ab ipso sequens sumat exordium.

Quod ritè de ipsis vaticinatum fuit, (uno excepto, qui sacramentum publicè simulavit ut res suas lapsas, ad tempus, erigeret. Saperet verò ærarium persolvendo isto mortuo, ne plus dicam, capiti, permodum stipis, quod debetur Monachis de fructibus suis viventibus, nam doctrinâ & moribus à qualibet dignitate arcendus est), die Dominicâ 9 mensis januarii, anno dom. 1791. Sua enim eos agendi norma odio effecit publico dignos perindè ac stulta sacramenti à lege præscripti, & pervicax denegatio.

www.ingramcontent.com/pod-product-compliance
Ingram Content Group UK Ltd.
Pitfield, Milton Keynes, MK11 3LW, UK
UKHW021951260726
13994UKWH00004B/1684

9 782329 411170